내 몸의 병을 내가 고치는
우리 집 건강 주치의, 〈내 몸을 살린다〉 시리즈 북!

현대인들에게 건강관리는 자칫 소홀히 여겨질 수 있는 부분이기도 합니다. 소 잃고 외양간 고친다는 말처럼, 큰 질병에 걸리고 나서야 건강의 소중함을 깨닫는 경우가 적지 않기 때문입니다. 이에 〈내 몸을 살린다〉 시리즈는 일상 속의 작은 습관들과 평상시의 노력만으로도 건강한 상태를 유지할 수 있는 새로운 건강 지표를 제시합니다.

〈내 몸을 살린다〉는 오랜 시간 검증된 다양한 치료법, 과학적·의학적 수치를 통해 현대인들 누구나 쉽게 일상 속에 적용할 수 있도록 구성되었습니다. 가정의학부터 영양학, 대체의학까지 다양한 분야의 전문가들이 기획 집필한 이 시리즈는 몸과 마음의 건강 모두를 열망하는 현대인들의 요구에 걸맞게 가장 핵심적이고 실행 가능한 내용만을 선별해 모았습니다. 흔히 건강관리도 하나의 노력이라고 합니다. 건강한 것을 가까이 할수록 몸도 마음도 건강해집니다. 책장에 꽂아둔 〈내 몸을 살린다〉 시리즈가 여러분에게 풍부한 건강 지식 정보를 제공하여 건강한 삶을 영위하는 든든한 가정 주치의가 될 것입니다.

미네랄,
내 몸을 살린다

구본홍(의학 · 한의학 박사) 지음

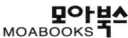
모아북스
MOABOOKS

저자 소개

구본홍 박사는 경희대학교 한의대학과 고려대학교 의과대학에서 국내 최초로 의학 · 한
의학박사 학위를 취득한 이후, 오랜 세월 동안 서양의학에 동양의학(한방)을 결합한 새로
운 질병 치료법을 꾸준히 연구하고 있다. 나아가 경희대학교 한의대 교수와 경희대학교
부속 한방병원장, 경원대 한의학 학장, 강남 차 한방병원장, 동서의학 협진, 아토피연구소
소장을 하면서 현대병에 대한 합리적이면서도 근원적인 새로운 관점을 구축했다. 저서로
는『아토피, 치료될 수 있다』와 『코엔미의 비밀』『질병은 치료할 수 있다』등 다수가 있다

미네랄, 내 몸을 살린다

1판 1쇄 인쇄 | 2011년 02월 15일   **1판 22쇄 인쇄** | 2019년 03월 29일
1판 4쇄 발행 | 2013년 11월 12일   **1판 25쇄 인쇄** | 2021년 05월 03일
1판 9쇄 발행 | 2014년 10월 20일   **1판 30쇄 발행** | 2024년 08월 10일
1판 18쇄 발행 | 2017년 06월 16일

지은이 | 구본홍
발행인 | 이용길

발행처 | MOABOOKS **모아북스**
관리 | 양성인
디자인 | 이룸

출판등록번호 | 제 10-1857호
등록일자 | 1999. 11. 15
등록된 곳 | 경기도 고양시 일산동구 호수로(백석동) 358-25 동문타워 2차 519호
대표 전화 | 0505-627-9784
팩스 | 031-902-5236
홈페이지 | http://www.moabooks.com
이메일 | moabooks@hanmail.net
ISBN | 978-89-90539-90-8   03570

현대인들은 미네랄 부족의 시대에 살고 있다

현대인들은 미네랄 부족 속에 살고 있습니다. 평소 바쁜 생활에 쫓겨 제대로 된 식생활을 유지하기 힘든 것은 물론, 세 끼를 균형 있게 섭취한다 해도 70년대부터 시작된 산업화와 대량 농법으로 인해 미네랄의 보고인 토양 대부분이 파괴되었기 때문입니다.

이 때문에 우리는 예전에는 한 알만 먹어도 됐던 과실을 열 알을 먹어도 충분한 미네랄을 섭취하기 어려워졌고, 나아가 심각한 미네랄 부족에 시달리게 되었습니다. 그렇다면 많은 영양학자들이 어째서 이 미네랄 부족을 위험하다고 규정하는 것일까요? 미네랄은 우리 몸의 약 4%를 차지하는 영양소입니다. 인체는 수분, 단백질, 지방, 탄수화물,

무기질(미네랄)로 이루어져 있는데, 이 중 96%가 다른 구성 성분으로 채워지고 미네랄이 차지하는 비율은 4%에 불과한 것입니다. 그런데 언뜻 보기에 적은 양이지만 이 4%에 아주 중요한 비밀이 숨겨져 있습니다.

만일 이 미네랄이 부족해지면 다른 주요 영양소들인 단백질, 지질, 탄수화물, 비타민 등이 체내에서 제대로 작용할 수 없기 때문입니다. 즉 미네랄은 다른 주요 영양소들이 체내에서 화학작용을 통해 잘 흡수되고 몸을 구성하도록 도움으로써 모든 영양소들의 중간 다리 역할을 하며, 따라서 미네랄이 부족해지면 이 영양소들이 제대로 작용하지 못함으로써 몸의 구조 생성과 균형이 와해되어 커다란 질병을 불러오게 됩니다.

현대병을 부추기는 미네랄 부족

최근 암 환자의 급증과 당뇨와 고혈압, 뇌졸중 등의 현대병의 급증이 커다란 사회적 우려로 등장했습니다. 문제는 상황이 이렇게 다급한데도 대부분은 소극적인 병원 치료로 이 질병들을 해결하려 한다는 점입니다.

하지만 이제 우리는 국한된 질병 치료로 일관하는 현대 의학만으로는 우리 몸의 질병을 완치할 수 없음을 알아야 합니다. 병이라는 것은 결국 우리 몸의 균형이 깨짐으로써 발생하는 경고의 표시입니다.

즉 깨어진 몸의 균형을 되찾지 않으면 아무리 많은 약을 먹고 수술을 해도 결코 원상태로 회복할 수 없다는 말입니다. 따라서 병원 치료와 약에 의존하기에 앞서 우선적으로 우리 몸의 깨진 부분을 보수하고 보충하는 노력이 동반되지 않을 경우 결코 우리는 현대병의 위협에서 벗어날 수 없습니다.

이런 취지에서 바라볼 때 미네랄의 중요성은 더욱 더 커집니다. 우리 몸을 차로 비유할 때 미네랄은 차체에 힘을 부여하는 엔진과 같습니다. 자동차가 잘 움직이려면 엔진이 활기차야 하는데, 현대인들이 겪고 있는 미네랄 부족이 우리 몸의 영양소를 소화 흡수시키기 위한 엔진 가동력을 좀먹고 있는 것입니다.

한 예로 기운이 쇠해졌다고 느껴 아무리 많은 단백질과 비타민 등을 보충해도 미네랄이 없다면 이 영양소들은 우리 몸에 아무 도움이 되지 않습니다.

생명의 연결고리 미네랄을 섭취하라

아마 여러분도 미네랄 하면 곧바로 몇 가지 영양소를 떠올리실 것입니다. 다들 잘 알고 있는 아연, 망간, 마그네슘, 칼슘 등등입니다. 그렇다면 이 영양소들은 과연 어떤 과정을 거쳐 우리 몸에 작동할까요?

아마 대부분은 이 영양소들이 중요하다는 것은 알아도, 이것이 어떻게 우리 몸에 유익하고, 어째서 반드시 필요한지는 정확히 알지 못할 것입니다. 때문에 잘못된 지식과 섭취법 등으로 오히려 몸을 해치는 결과를 낳기도 합니다.

이 책은 우리 몸에 중요한 이 미네랄을 균형 있게 섭취함으로써 다른 영양소와의 시너지 효과를 극대화하고 보다 균형 잡힌 영양 상태를 이루는 것이 최상의 건강을 지키는 방법임을 말하고자 합니다.

나아가 바쁜 생활과 식습관으로 인해 자칫 결핍되기 쉬운 미네랄을 충분히 섭취하는 것만으로도 오염된 식사로 인한 폐해를 최소한으로 줄이고 질병을 막을 수 있음을 전달할 것입니다.

이 모든 분들게 이 책을 권합니다.

- 오랜 질병으로 인해 약을 장기 복용하고 계신 분
- 평소 피로감과 권태감을 많이 느끼시는 분
- 현대병의 예방법에 관심이 많으신 분
- 영양 균형을 통해 가족들의 건강을 지키고 싶으신 분
- 미네랄 보충제를 섭취하고 계신 분

　　필자는 이 책을 통해 이런 분들을 미너랄의 놀라운 세계로 초대하고, 미네랄에 감춰진 생명의 신비를 전달하고자 합니다. 모든 분들의 가정에 건강과 행복이 있으시기를 기원합니다.

구본홍

차례 ·················

2장 생명을 유지하는 미네랄 백과사전 · 41

1장 미네랄 부족에 시달리는 현대인들

1) 미네랄 부족, 무엇이 문제인가?

현대의학은 현재 우리가 상상하는 것 이상으로 발전했습니다. 그럼에도 우리를 위협하는 질병의 발생 비율이 줄었냐고 묻는다면 긍정적인 대답을 하기 어려울 것 같습니다.

국가암관리사업단의 연구조사에 의하면, 앞으로 10년 이내에 우리나라 남성의 절반이 암 환자가 될 가능성이 높다고 합니다. 뿐만 아니라 가난하고 못 먹었다는 과거 60년대, 70년대에 비할 때 질병의 종류와 양상은 훨씬 다양해졌습니다. 이는 지금껏 우리가 의존해온 현대의학의 질병치료와 예방이 잘못된 방향으로 흐르고 있음을 보여줍니다.

더불어 최근 현대병이라는 신종 질병들에 대한 접근 방

법이 달라지면서, 우리는 또 하나의 새로운 사실에 주목하게 되었습니다. 질병을 단순히 신체적 결함으로 바라보는 대신, 질병이 어떻게 발생하는지 사회 구조적인 문제를 살피고 질병의 발생 원인을 예방하는 새로운 형태의 의학이 필요하다는 점입니다.

또한 현대병의 중요한 발생원인 중에 하나인 미네랄 부족 현상에 대해서도 많은 의학자들이 다양한 연구 결과를 발표하고 있습니다.

현대인의 90% 이상이 미네랄 부족에 시달린다

1937년 미국 상원 문서 264호에는 놀라운 보고서가 담겨 있습니다. 미국 인구의 무려 99%가 심각한 미네랄 부족에 시달리고 있다는 내용입니다. 세계 모든 나라 중에 가장 잘 먹고 잘 살기로 유명한 미국에서 이런 일이 벌어졌다는 것은 한 가지 사실을 시사합니다. 현대적 먹거리에 익숙한 현대인들의 경우 아무리 많은 음식을 먹어도 충분한 미네랄을 섭취하지 못하고 있다는 것입니다.

그런데 그 다음에 더 중요한 이야기가 있었습니다. 이 상원 문서는 연이어 미네랄의 기능에 대해 다음과 같이 언급하고 있습니다.

"미네랄이 부족하면 비타민도 쓸모가 없다. 인체의 건강 유지는 칼로리나 비타민 또는 몸이 소비하는 녹말, 단백질, 탄수화물의 정확한 비율보다 신체기관에서 흡수하는 미네랄에 더 직접적으로 좌우된다."

이는 비타민만 제대로 섭취하면 건강을 유지할 수 있다고 믿어온 '비타민 천국' 미국의 국민들에게 커다란 충격을 안겨주었습니다. 뿐만 아니라 2004년 3월 유니세프의 세계 영양보고서 조사 발표도 미네랄 부족의 심각성을 다음과 같이 강조했습니다.

"세계 인구의 무려 3분의 1이 현재 미네랄 결핍에 시달리고 있으며, 이런 미네랄 부족이 정신적, 신체적 발육 부진은 물론 지능지수까지 15% 낮추고 있다."

나아가 이들은 미네랄 부족을 '숨겨진 기아'로 규정하고 "신체 건강에 반드시 필요한 미네랄 흡수를 게을리 해서는 안 된다" 는 점을 강력하게 시사했습니다.

미네랄 부족의 첫째 원인은 잘못된 식생활에 있다

최근 우리나라 직장인들 사이에 '도시락 싸다니기' 운동이 한창이라고 합니다. 이는 엄청난 물가 상승률로 인한 부담스러운 점심 값 때문이기도 하지만, 건강한 식단이 우리 몸의 건강을 좌우한다는 사실을 많은 이들이 인식하기 시작했다는 증거이기도 합니다.

그렇다면 현재 우리가 먹고 있는 식단은 어떤 상황에 놓여 있고, 이런 식단 변화가 우리 건강과 질병에는 어떤 영향을 미치고 있을까요?

최근의 질병 양상이 과거의 바이러스성 질병에서 난치병이라 불리는 현대병으로 대체되면서 앞 다투어 식탁에 대한 고찰들이 등장하고 있습니다. 특히 과거에 비해 당뇨병, 암, 고혈압 등의 현대병 발생 양상이 폭발적으로 두드러지고 있는 베이비붐 세대의 식탁의 경우 더 큰 주목을 받고 있습니다.

베이비붐 세대란 현재 40~50대 중년 세대를 일컫는 말로서, 이들은 전쟁이 끝난 뒤 출산률 증가와 물질적 풍요라는 환경에서 자라왔다는 특징이 있습니다. 그런데 조사 결과 이들은 전 세대와 비교할 때 확연히 다른 두 양상을 보였습니다. 첫째는 이들이 전 세대에 비해 다양한 만성병에 시달리고 있다는 점이고, 둘째는 이들이 대한민국 사회에서 처음으로 서구식 식사를 시작한 세대라는 점입니다.

전쟁이 종결된 뒤 우리는 서구의 문화를 하나씩 받아들였고, 이는 옷차림이나 문화를 넘어 식탁에도 큰 변화를 몰고 왔습니다. 과거에는 자주 먹지 못했던 육류가 자주 오르고, 식생활 문화가 다양해지면서 가공하거나 조미한 식품들, 간식류, 맛을 내는 조미료 등이 앞 다투어 등장한 것입니다.

이는 한국에서만 나타난 현상이 아닙니다. 미국에서도 2차 세계대전 후인 45~60년에 출생률이 증가하면서 베이비 붐 세대가 출현하였고, 일본에서도 단카이(團塊: 덩어리) 세대라고 해서 1948년 전후 베이비 붐 세대가 나타났는데, 놀랍게도 현재 이들은 하나같이 다양한 만성 생활습관병에 시달리고 있습니다.

연령대별 필요한 영양소 알아보기

1) 청소년기
: 성장을 돕고 집중력 · 시력 개선을 위한 영양소가 필요

● 시력 개선을 돕는 비타민 A ● 에너지 대사를 위한 비타민 B군 ● 뼈의 성장 · 골밀도 강화를 위한 칼슘(칼슘은 보통 30세 이전에만 뼈에 축적되고 그 이후엔 저장된 칼슘을 이용) ● 적혈구 생성 · 원활한 산소 이용을 위한 철분 ● 성장을 촉진하고 면역력을 높여주는 아연

2) 성인기
: 필수 영양소의 고른 섭취가 중요

● 흡연하면 비타민C · E와 같은 항산화 비타민의 보충으로 니코틴 · 타르 등에 의한 세포 손상을 방지해야 함 ● 과음하면 수용성 비타민인 비타민 B군 · C · 미네랄의 배설이 촉진되므로 영양소 보충이 필요 ● 간세포 활성화를 위한 실

리빈 · UDCA 등의 보충이 필요

3) 노인기
: 소화 · 흡수 기능이 떨어지므로 전체적인 영양소의 보충이 필요

● 세포 노화 방지를 위한 항산화제(비타민C · 비타민 E · 베타카로틴 · 아연 · 구리 · 셀레늄 · 코엔자임Q10 등) ● 폐경 이후 여성, 65세 이상 남성에게 골다공증 위험이 많이 증가하므로 칼슘 · 비타민 D의 보충이 매우 중요 ● 심혈관계 질환의 위험인자가 되는 호모시스테인 농도를 낮추는 데 도움이 되는 엽산 · 비타민 B6 · 비타민 B12 등이 필요함 ● 당뇨병과 관련된 당 대사, 인슐린 기능 개선을 위한 크롬 · 아연이 중요함 ● 철분은 노화에 따라 그 요구량이 감소함(50세 이후엔 보충제로 섭취하지 않거나 하루 5㎎ 미만 섭취하는 것이 바람직)

※ 자료 출처: 종로구 약사회

미국 상류층들의 식탁을 배워라

현재 미네랄 부족 국가인 미국의 상류층들의 경우 혹독한 식탁 전쟁을 벌이고 있습니다. 또한 경제적 능력과 여유가 있는 이들은 미각을 포기하면서까지 야채와 어패류, 미네랄 워터 등을 섭취하고, 미네랄과 식이섬유, 비타민, 효소 등의 풍부한 식단을 실천하고 있습니다.

반면 가난한 계층들은 빵, 쨈, 우유, 달걀류를 주식으로 먹고, 우유와 혼합된 유제품에 가까운 수프, 빨리 먹을 수 있는 햄버거와 콜라 등의 패스트푸드를 일상적으로 섭취합니다. 즉 미국의 99%가 실천하지 않는, 채식과 미네랄 보충 식단을 실시하는 단 1%만이 현재 미네랄 부족에서 벗어나서 건강을 지켜가고 있는 셈입니다.

실제로 현대 문명인을 괴롭히는 고지혈증, 고혈당, 고혈압, 지방간, 비만 등은 결코 약만으로 치유될 수 없습니다. 이는 결국 과식과 미네랄 부족 등의 불균형한 식생활의 문제라는 점에서 '식생활 병'이라고 불러도 과언이 아닙니다.

그렇다면 우리에게 닥친 미네랄 부족 요소가 비단 이것 뿐일까요? 다음 장에서 또 하나의 미네랄 부족 현상을 살펴보도록 합시다.

2) 토양의 오염이 미네랄 손실을 가속화한다

1912년 노벨의학상 수상자인 알렉시스 카렐 박사가 한 말이 있습니다.

"우리 생명의 근원은 토양이다."

이는 우리 건강의 척도가 토양에 관련이 있다는 주장입니다. 그는 오염되지 않은 좋은 토양에서 길러진 농작물은 각종 영양소와 미네랄 등을 충분히 함유하고 있는 반면, 토양이 고갈되고 오염되면 거기서 길러진 작물들 역시 피해를 입을 수밖에 없다고 강조했습니다.

그렇다면 우리가 살고 있는 현대는 어떻습니까? 70년대부터 본격적으로 시작된 화학농법은 우리 토양의 미네랄을 70% 이상 소실시켜버렸습니다. 미네랄을 섭취하려면 풍부한 토양에서 자란 먹거리를 섭취해야 하는데, 현대 농법으로 재배된 농산물에서는 더 이상 건강한 미네랄을 얻기 힘들어진 것입니다.

현대농법으로 미네랄을 잃은 과실과 채소

이와 관련한 1992년 미국 농림부(USDA)에서 발표한 조사 결과는 과연 놀라웠습니다. 1914년에는 사과 2개를 먹으면 1일 철분 양을 충분히 섭취했던 반면, 1992년에는 무려 13개의 사과를 먹어야 그 양을 채울 수 있었던 것입니다.

일본의 과학기술청조사연구도 마찬가지 결과를 발표했습니다. 1952년에는 불과 시금치 1단이면 채울 수 있었던 철분 양을 1993년에는 무려 19단을 먹어야 충족할 수 있었던 것입니다. 이는 아무리 많은 음식을 배불리 먹어도 그 영양 가치는 예전만 못하다는 것입니다.

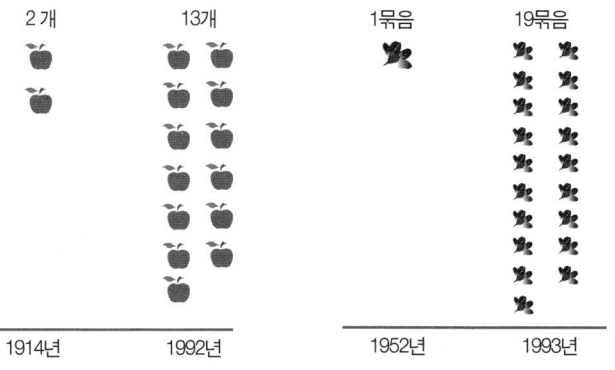

2개	13개	1묶음	19묶음
1914년	1992년	1952년	1993년

⟨사과와 시금치의 1일 철분 섭취량 비교⟩

나아가 2004년 서울대 연구팀의 조사에 의하면, 현재 우리의 토양에서 중요한 몇몇 미네랄의 유실량이 75%에 달했다고 합니다.

　원인은 앞서 지적한 것처럼 농약과 제초제, 화학비료 등이 토양을 산성화시킨 결과이며, 이는 비가 내려 토양의 침식이 이루어지면서 토양의 미네랄이 꾸준히 바다로 쓸려 들어갔기 때문입니다. 나아가 앞으로 토양에 더 많은 비료나 제초제 등이 뿌려질수록 앞으로 우리의 토양 질은 낮아지고, 그로 인해 우리의 건강도 위협 받게 될 것이 분명해지고 있습니다.

웰빙식탁과 미네랄

육류 · 탄산음료 · 소금, 칼슘 흡수를 방허

　우리 국민이 가장 부족하게 섭취하는 미네랄은 '쌍칼'(칼슘 · 칼륨)이다. 하루 권장량(성인 남녀 700㎎, 골다공증 위험 요인을 지닌 여성 800㎎) 대비 칼슘의 섭취 비율은

67.9%(2009년)에 불과하다. 2001년(권장량의 70.2% 섭취)보다 상황이 더 나빠졌다.

칼슘은 뼈 · 치아를 구성하는 미네랄이다. 섭취가 부족하면 뼈가 쉬 부러지거나(골다공증) 치아가 부실해질 수 있다. 칼슘을 충분히 섭취하려면 '칼슘의 왕' 이라고 불리는 우유를 하루에 2잔은 마셔야 한다. 치즈 · 요구르트 등 유제품, 칼슘을 보강한 오렌지주스와 두부 · 콩 · 아몬드 · 멸치 등에도 칼슘이 풍부하다.

칼슘 보충과 관련해 반드시 고려해야 하는 것은 우리 몸은 섭취한 칼슘의 일부만을 흡수한다는 것이다. 우유 · 유제품에 든 칼슘의 흡수율이 40~50%, 멸치 등 뼈째 먹은 생선이 30% 정도다. 채소에 함유된 칼슘은 체내 흡수율이 20%에도 못 미친다.

육류 등 단백질과 소금(나트륨)을 과다 섭취해도 애써 먹은 칼슘이 헛되이 몸 밖으로 빠져나간다. 고기 · 탄산음료 · 가공식품 등에 함유된 인도 칼슘의 체내 흡수를 방해한다.

칼륨은 권장량이 정해지지 않았다. 대신 충분섭취량이 4.7g으로 설정돼 있다. 우리 국민은 칼륨을 충분 섭취량의 61.9%를 섭취하고 있다. 칼륨은 혈압 조절을 돕는 미네랄로 고혈압 환자에게 유용하다.

우리 국민의 철분 섭취량은 권장량(성인 남성 12㎎, 여성 14㎎, 폐경 이후 여성 9㎎)의 125%인 것으로 조사됐다. 과거보다는 상황이 나아졌지만 아직도 빈혈 환자가 많은 만큼 일부 젊은 여성에게선 부족하기 쉽다. 특히 20대 여성은 저녁 식사 결식률이 9.8%(전체 평균 저녁 결식률 4.4%)에 달해 철분을 비롯한 각종 영양소의 섭취가 부족해질 가능성이 크다.

철분은 우리 몸의 각 기관에 산소를 운반하는 헤모글로빈(혈색소)과 마이오글로빈(근색소)의 중요 성분이다. 철분이 결핍되면 산소 공급이 부족해져 숨이 차거나 어지럼증 등 빈혈 증상이 나타난다. 운동 능력에도 악영향을 미친다. 철분은 붉은 살코기 · 간 · 콩팥 · 생선 · 가금류 · 콩 · 전곡 등이 풍부하다. 철분도 칼슘처럼 먹어도 잘 흡수되지 않는다는 것이 문제다. 동물성 식품에 든 철분의 흡수율은 15~25%(식물성 식품 함유 철분 흡수율 2~5%)에 불과하다. 철분의 흡수율을 높이려면 채소·과일 등 비타민 C(철분 흡수를 도움)가 풍부한 식품과 철분 함유 식품을 함께 섭취하는 것이 이상적이다.

철분도 과다 섭취는 곤란하다. 소화가 잘 안되고 다른 미네랄의 흡수를 방해하며 심장병·암을 일으킬 수도 있다. 일부 노인용 종합영양제의 구성 성분에 철분이 제외되는 것은 이래서다.

[중앙일보] 2010.12.06

특수농법으로 토양의 균형을 찾아야 한다

2005년 1월 4일자 한국일보에는 특별한 기사 하나가 실렸습니다. 일본인들이 '세계 최고의 쌀' 이라고 자부하는 특별미(特別米)에 대한 내용입니다.

이 기사에 의하면 일본의 니가타 현에서 생산되는 고시히카리나 아키타 현에서 자라는 아키타코마치라는 쌀 가격은 일반 쌀에 비해 엄청난 가격을 자랑한다고 합니다.

5kg에 약 5,000엔으로 우리나라 쌀 가격의 무려 4~5배인 셈입니다.

이 쌀이 이렇게 비싼 것에는 이유가 있습니다. 바로 미네랄이 함유된 특별한 재배 농법 때문입니다. 이들은 논을 5가지로 분류해서 맞춤식으로 미네랄 쌀을 재배합니다. 유기물 함량이 많은 토양을 특별히 선별해서 초기 생육조건을 확보하고, 미네랄과 인산이 듬뿍 들어간 비료를 투여하는 식입니다.

바꾸어 말하면 이는 현대 일반 농법으로 지어낸 생산물들에는 미네랄이 현저히 부족하며 공들인 농법을 통해서나마 부족한 미네랄을 보충하는 것이 얼마나 중요한지를 보여줍니다.

그런데 문제는 단순한 미네랄 부족에서 끝나지 않습니다. 이 미네랄 부족은 영양 불균형을 불러오는 것에 그치지 않습니다. 심할 경우 미네랄 부족은 난치병까지 불러오고, 나아가 우리 생명활동에 지대한 영향을 미치고 있습니다. 다음 장을 살펴봅시다.

3) 왜 미네랄이 중요한가?

사실 미네랄은 우리 몸의 고작 4%를 차지할 뿐입니다. 그럼에도 탄수화물, 단백질, 지방, 비타민과 함께 우리 몸의 5대 영양소라고 불립니다. 그렇다면 어째서 미네랄은 5대 영양소에 포함될 만큼 중요한 걸까요?

우리 몸은 기본적으로 에너지 활동으로 생명을 유지합니다. 이 에너지가 없다면 아마 우리 몸은 북극의 얼음처럼 굳어버릴 것입니다.

또한 이 생명 에너지란 태양이 만들어내는 에너지의 알갱이가 우리 몸에 전달된 것인데, 미네랄의 역할을 단적으로 말하자면 그렇게 전달된 이 생명 에너지는 또다시 온몸에 골고루 전달해 활성을 돕는 물질입니다.

한 예로 칼슘, 마그네슘, 유황, 칼륨 등의 필수 미네랄 등은 다른 영양소의 흡수와 활동을 돕고 영양을 공급하며, 마그네슘, 칼륨, 나트륨 등은 체내의 삼투압을 조절하는 등 수분 균형 유지에 영향을 미칩니다.

미네랄은 그 종류도 다양해서 그 수가 약 90여 가지에 이르는데, 다량으로 요구되는 필수 미네랄은 나트륨(Na), 칼

슘(Ca), 인(P), 마그네슘(Mg), 칼륨(K), 유황(S), 염소(Cl) 등
이며, 망간(Mn), 코발트(Co), 요오드(I), 붕소(B), 게르마늄
(Ge), 리튬(Li), 질소(N), 몰리브덴(Mo), 바나디움(V), 규소
(Si), 스트론튬(Sr), 주석(Sn), 불소(F), 치탄(Ti), 루비듐(Rb),
바륨(Ba), 텅스텐(W), 알루미늄(Al), 철(Fe), 아연(Zn), 구리
(Cu), 셀레늄(Se), 크롬(Cr), 니켈(Ni), 폴루오르(F) 등도 우
리 몸이 꼭 필요로 하는 영양소입니다.

미네랄 종류	체내 기능
규소(Si), 칼슘(Ca), 마그네슘(Mg), 칼륨(K), 철(Fe), 망간(Mn), 나트륨(Na), 인(P), 아연(Zn), 유황(S)	- 신체 성장 촉진 - 신진 대사 활성화 - 세포 재생 - 세포노화 방지 및 치료
규소(Si), 칼슘(Ca), 칼륨(K), 철(Fe), 아연(Zn), 나트륨(Na), 칼륨(K)	- 위장 강화 - 영양 섭취
규소(Si), 칼슘(Ca), 망간(Mn), 인(P), 아연(Zn)	- 골격 및 치아 건강 유지
칼슘(Ca), 철(Fe), 아연(Zn), 구리(Cu)	- 소염 작용, 저항력 부여
칼륨(K)	- 장기 건강과 보존 - 시력 감퇴 방지
요오드(I)	- 갑상선 기능 조절
칼륨(K), 망간(Mn), 철(Fe), 아연(Zn), 치탄(Ti), 인(P), 마그네슘(Mg), 구리(Cu), 칼슘(Ca)	- 피를 만드는 조혈 - 출혈 방지 - 말초혈관 강화 - 동맥경화 예방 및 치료 - 심장 강화, 혈압 조절

미네랄 종류	체내 기능
아연(Zn), 망간(Mn), 마그네슘(Mg), 구리(Cu)	- 생식기능 활성 - 호르몬 조절로 불임 및 불감증 해소
칼륨(K), 철(Fe), 망간(Mn), 치탄(Ti), 칼슘(Ca)	- 신경 세포 강화 - 노화 방지 - 신경통 및 신경마비 예방과 치료
유황(Si), 칼슘(Ca), 마그네슘(Mg), 칼륨(K), 철(Fe)	- 피부 점막 및 모발 보호 - 피부 건강 유지
칼슘(Ca), 마그네슘(Mg), 칼륨(K), 철(Fe), 아연(Zn), 망간(Mn), 나트륨(Na)	- 간장 · 신장 · 췌장 기능 강화 - 체내 해독, 배설 - 당분과 신체 조절
아연(Zn), 철(Fe), 망간(Mn), 마그네슘(Mg), 구리(Cu), 나트륨(Na), 칼륨(K)	- 인체효소 생성 및 조절 - 혈색소 기능 조절 - 탄수화물 이화 작용

생명의 바퀴, 미네랄

그렇다면 미네랄들이 우리 몸에서 하는 역할을 좀 더 상세히 살펴보겠습니다.

첫째, 미네랄은 우리 체내의 신경 · 전기 시스템 운영의 기본요소로서 신경자극을 전달하고 근육 수축 등 인체의 생화학적, 전기적 작용을 담당하는 각종 효소를 생성하고 콘트롤하는 역할을 담당합니다. 따라서 미네랄이 부족해지면 자율신경의 기능이 떨어져 심장병, 고혈압, 근육 경련 등이 나타날 수 있습니다.

둘째, 식품으로부터 섭취된 미네랄은 조직과 체액 속에 분포되어 수많은 대사 반응에 필요한 산도와 염기도의 정상 조절을 담당합니다. 혈액과 조직, 세포에 필요한 산도와 염기도를 적절한 PH로 유지시켜주는 것입니다. 즉 우리 몸이 약알칼리인 PH 7.4를 유지할 수 있는 것도 미네랄 덕분인데, 만일 인체의 PH가 이 적정선을 벗어나면 생명을 유지할 수 없게 됩니다.

셋째, 미네랄은 우리 몸의 약 70%를 차지하는 물, 즉 체액의 이동을 조절하는 역할을 합니다. 우리 체액은 세포막을 기준으로 세포내액과 세포외액으로 나뉘는데, 이 두 체액이 세포막을 사이에 두고 미네랄에 의해 활발하게 이동함으로써 생명 활동이 유지되는 것입니다. 이때 세포외액의 나트륨과 세포내액의 칼륨의 농도를 조절해서 전압 유지를 안정시키고 신경 전도를 담당하는 것이 미네랄입니다. 현대의 대표적인 고혈압도 바로 이 체내 미네랄 농도가 불균형해지면서 혈액 중에서 수분이 빠져나가 혈액 농도가 짙어지면서 발병하는 질병입니다.

즉 이는 미네랄이 우리 생명을 유지시키는 활성 작용에 지대한 영향을 미치며, 부족 현상이 심할 경우 질병은 물론 생명까지 위협할 수 있음을 보여줍니다. 나아가 미네랄이 중요한 이유가 또 한 가지 있습니다.

미네랄이 없으면 비타민과 단백질, 효소도 소용없다

얼 민델의 책 『비타민 바이블』이라는 책을 보면, 미네랄과 관련해 다음과 같은 주목할 만한 문장이 등장하고 있습니다.

"비타민이 중요한 물질인 것은 사실이나 미네랄 없이는 아무 작용도 못한다. 미네랄이야말로 영양소계의 신데렐라다."

비타민은 우리 몸의 대사과정을 조절하며 효소의 활동을 돕습니다. 그리고 이 비타민을 활발히 움직이게 하는 효소가 미네랄의 작용으로 생겨나는 만큼, 미네랄이 부족하면 아무리 많은 비타민을 섭취해도 활성화될 수 없다.

단백질도 마찬가지입니다. 우리 몸에 반드시 필요한 필수아미노산 10종은 반드시 외부에서 섭취해야 하는데, 이때 미네랄이 없으면 이 필수아미노산의 흡수와 전달에 문제가 생기게 됩니다.

단백질은 체내의 세포 및 조직을 보수하고 유지시키며, 생명의 물질인 효소와 호르몬, 항체를 만드는 역할을 담당하는데, 미네랄이 없거나 부족하면 성장호르몬과 성호르몬, 면역기능이 제대로 작동하지 않게 되는 것입니다.

심지어 미네랄 섭취가 제대로 이루어지지 않은 상황에서 고단백 식품을 지나치게 섭취하면 대사 이상으로 생명의 위협을 받을 수도 있습니다.

성인병이 오히려 잘 먹는 데서 오는 것도 일부는 이런 이유에서입니다. 경제적으로 넉넉한 사람들이 오히려 고단백 식사를 즐기는데 그 와중에 미네랄 섭취에 소홀하다가 병이 생기는 것입니다.

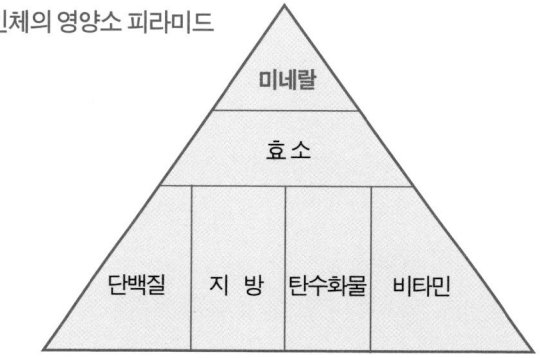

인체의 영양소 피라미드

미네랄

효소

단백질 | 지 방 | 탄수화물 | 비타민

즉 미네랄은 인체 내에 고작 4% 밖에 존재하지 않지만, 이 4%의 상호작용이 없다면 다른 영양소를 아무리 많이 섭취해도 아무 이득도 얻을 수 없다는 것을 기억해야 합니다.

4) 미네랄을 보충하면 질병은 치료될 수 있다

많은 영양학자들이 미네랄을 두고 하는 말이 있습니다.

"미네랄 부족이 10개의 병을 낳는다."

한 예로 미네랄을 완전히 제거한 증류수를 3개월 정도 마시면 몸의 저항력이 현저하게 하락된다. 나아가 이를 6

개월 정도 마시면 뼈가 부러지게 되고, 8개월을 넘어서면 사망에 이르게 된다.

현재 비만은 현대병을 일으키는 가장 위험한 요인으로 알려져 있습니다. 그런데 비만에도 미네랄이 관여한다는 사실을 아는 사람은 많지 않습니다.

한 예로 다이어트와 미네랄의 관계를 보겠습니다. 비만이란 결국 살이 지나치게 찌는 증상이자, 몸 안에 체지방이 과도하게 쌓였다는 증거입니다. 동시에 지방 과다 때문에 고혈압, 심혈관 질환, 동맥경화증, 당뇨 등의 위험도 동시에 높아지게 됩니다. 그렇다면 비만과 미네랄은 어떤 관계가 있을까요?

다이어트를 할 때 식사 조절과 운동 외에 반드시 필요한 것 중의 하나가 활성물질인 미네랄의 투여입니다. 지방 대사는 지방을 분해하는 단백질, 즉 효소를 통해 이루어지는데, 이 효소는 또 다시 미네랄이 없으면 활성화되지 않기 때문입니다.

즉 미네랄이 풍부하면 지방을 태우는 활성 작용이 증강되는 반면, 미네랄이 부족하면 효소의 활성 능력이 떨어져 소화, 흡수, 배설, 해독 등의 대사 기능이 떨어지면서 비만은 물론 대사 이상, 심혈관계 질병을 앓게 될 가능성이 높아집니다.

암의 원인과 예방에 효과적인 영양소

구분	원 인	예방하는 영양소
폐 암	흡연, 대기오염, 석면(asbestos),녹황색 채소의 섭취결핍	비타민A,C, B₁₂, E,카로틴, 엽산
대장암	2차 담즙산 : 지방의 과다섭취로 생성 식이섬유 부족, 장내의 유해균	유산균, 식이섬유, 칼슘, 비타민 C
간 암	간염 → 간경변 → 간암의 순으로 진전 과도한 음주, 약물 복용	아연, 비타민A, C, 단백질
위 암	니트로소아민 : 아질산염(아초산염이라고도 함)의 과다섭취로 생성 파일로리균, 위궤양, 스트레스	비타민A, C, E, 엽산, 단백질
자궁암 유방암	과도한 에스트로겐의 분비, 또는 에스트로겐 요법, 고지방식	오메가-3 지방산, 셀레늄, 비타민C, E
피부암	자외선을 쬠, 비소	비타민A, 셀레늄

야마다 도요후미의 발췌

미네랄 부족이 생명을 위협한다

미국 국립보건연구원(NIH)에 영양보조식품실(ODS)이 4만 명의 여성을 대상으로 마그네슘 섭취량을 조사한 결과, 마그네슘 섭취량이 부족한 여성의 경우 살이 찌기 쉽고, 나아가 당뇨병을 앓게 될 위험이 높은 것으로 확인되었습니다.

또한 3만 명 이상의 미국 남성을 대상으로 4년간 조사한 결과도 비슷했습니다. 마그네슘 및 칼륨 등의 미네랄과 식이섬유 섭취량이 많은 이가 동년배에 비해 고혈압 위험이 낮았던 것입니다.

실로 급성질환을 앓는 사람들은 대부분 마그네슘 결핍 상태입니다. 마그네슘이 부족하면 우울증, 근육 경련, 마비 증상, 심장이 불규칙하게 뛰는 부정맥, 심장 혈관에 혈액 순환이 안 되어 나타나는 협심증, 발작 등에 걸리기 쉽습니다.

이는 마그네슘 부족이 본래 있던 질병의 증상을 악화시키고 합병증을 유발하기 때문인데, 혈전 조장이 그 대표적인 예입니다. 혈전이란 혈관에서 생긴 덩어리가 혈관 벽에 붙는 것을 말하는데, 이 혈전이 너무 크면 혈관이 꽉 막히게 됩니다. 또한 동맥 혈관 벽이 딱딱해지는 동맥경화증을 만들어 뇌졸중 위험도 커집니다.

나아가 당뇨병도 마그네슘과 깊은 연관이 있습니다. 만일 세포 내의 마그네슘이 부족하면 인슐린에 문제가 생겨 당뇨병에 쉽게 걸리게 되는데, KBS의 한 보도에 따르면 마그네슘 섭취량이 많은 사람들이 당뇨병에 걸릴 확률이 34%나 낮은 것으로 나타났다는 것입니다.

즉 혈중 칼륨과 칼슘의 양이 만성적으로 적은 사람이나 관리가 어려운 당뇨병 환자, 이뇨제 및 항생물질, 항암제 등의 약품을 이용하는 사람의 경우, 평소 식사에 마그네슘 등의 미네랄 영양식품을 이용해야 하며, 고령자 역시 미네랄 흡수력이 떨어져서 미네랄 부족이 되기 쉬운 만큼 영양식품을 섭취하도록 해야 합니다.

미네랄 불균형의 일상적 원인들은 무엇인가?

1) 스트레스

정신적 · 육체적으로 스트레스를 받으면 아연과 비타민 B 복합체 등의 많은 영양소들이 손실되고 영양소의 흡수가 더디어져 미네랄 결핍이 발생하게 된다.

2) 과도한 식이요법

미네랄은 우리가 평소 먹는 음식을 통해 대다수 필요량이 충당된다. 이때 편식을 하거나 지나친 식이요법에 매달리면 미네랄 불균형이 생겨나며, 특히 끼니를 거르거나 음주가 과도할 경우도 미네랄 결핍이 발생할 수 있다.

3) 환경 오염

우리는 매일 수십, 수백 가지의 유독성 물질에 둘러싸여

살아간다. 이런 독성 중금속들은 인체의 미네랄 대사에 장애를 일으키고, 나아가 피부 질환이나 탈모 등에 의해 직접적으로 나타나기도 한다.

4) 약물 과다

감기나 두통 등에도 손쉽게 진통제 등의 약물을 복용하는 이들이 많은데 일부 진통제의 경우 인체의 미네랄 흡수를 방해하거나 독성 미네랄의 축적을 일으킨다.

칼륨 부족과 고혈압

고혈압도 마찬가지입니다. 고혈압이 칼륨 부족에서 시작된다는 것은 잘 알려진 사실입니다. 세포막은 세포 안에 있는 나트륨과 세포 밖에 있는 칼륨을 교환해 나트륨을 세포 밖으로 밀어내고, 칼륨은 세포 안으로 끌어들입니다.

그런데 칼륨이 부족해 세포 안의 나트륨을 밀어내는 작용이 약해지면, 나트륨과 칼슘의 교환이 일어나 세포 안으로 칼륨이 아닌 칼슘이 들어오게 됩니다. 그리고 이렇게 세포 안으로 들어온 칼슘이 혈관을 수축시켜 혈액의 흐름을 방해하고 혈압을 높이게 됩니다.

지금껏 우리는 미네랄 부족이 불러오는 다양한 위험들을 통해 미네랄의 중요성을 알아보았습니다. 다음 장에서는 미네랄에 대한 주요 내용들을 살펴봄으로써 생활 속에서 지킬 수 있는 건강 가이드를 마련해보도록 합시다.

2장 생명을 유지하는 미네랄 백과사전

1) 미네랄이 우리 DNA를 지배한다

DNA는 쉽게 말해 유전자를 말합니다. 유전자란 무엇입니까? 우리 인체의 지문과 같이 우리 특성을 결정 짓고, 이를 자손 대대로 물려주게 만드는 생명의 블랙박스라고 말할 수 있습니다.

이 DNA는 가느다란 끈 모양과 비슷하며, 3가지가 조합되어 만들어집니다. 현미경으로 확대해서 살펴보면 그 가닥 가닥마다 5개 탄소로 이루어진 오탄당인 디옥시리보스에 아데닌(A) 시토신(C) 구아닌(G) 티민(T) 등 4가지 염기 문자, 그리고 인산이 결합해 특별한 조합을 이루고 있는 것을 발견할 수 있지요.

바로 이 DNA의 기본 구조를 '뉴클레오티드'라고 칭하는데, 이 뉴클레오티드 끈은 반드시 한 쌍으로 결합되어 있고 나선형 형태로 서로 꼬여 있어서 '나선형 구조'라고 불립니다.

나아가 이 DNA의 활동에 중요한 핵산물질이 하나 있습니다. 바로 RNA입니다. 이 RNA가 하는 일은 단백질 형성으로서, DNA가 어떤 단백질을 만들라고 명령을 내리면 이것이 여러 개로 복사되어 세포 내에 단백질을 만들어내는 집합체인 리보솜(Ribosome)으로 전달됨으로써 단백질이 형성됩니다.

즉 우리 몸은 DNA의 명령을 받고 만들어진 RNA와 리보솜들의 구성체로, DNA는 단백질의 형성으로 완성되는 우리 몸의 설계도인 셈입니다.

그런데 바로 이 DNA와 RNA의 형성과 균형 유지에 반드시 필요한 성분이 바로 미네랄 중에 인입니다. 만일 인이 부족하게 되면 우리 몸의 DNA와 RNA의 활동이 원활하게 유지될 수 없어 각종 단백질 형성에 문제가 생기게 됩니다.

계란, 두부, 우유, 치즈, 멸치, 마른오징어, 유부, 완두콩 등

2) 칼슘이 암을 억제한다

칼슘이 우리 뼈와 치아를 구성하는 중요한 미네랄이라는 것은 아마 다들 알고 계실 것입니다. 그런데 이 칼슘은 우리 몸의 신경세포에도 중요한 영향을 끼칩니다. 우리가 통증이나 추위 등을 느낄수 있는 것도 모두 신경세포의 정보 전달 덕입니다.

이 정보가 전기신호의 형태로 신경서포에 전달되려면 일단 나트륨과 칼륨의 작용이 필요합니다. 일단 정보가 신경세포 연결 부위에 자리 잡은 약간의 공간을 뜻하는 시냅스 끝부분에 도달하면, 칼슘 이온이 세포 내로 유입해 신경세포 내 단백질인 칼로듈린과 결합해 활성화를 일으키고, 그 다음 신경전달물질인 아세틸콜린이 방출됨으로써 그 다음 신경세포로 정보가 전달되는 것입니다.

이때 칼슘이 부족하면 신경세포의 전달이 둔해지고 근육

수축에도 문제가 생기게 됩니다.

　더 놀라운 것은 칼슘이 대장암과 자궁내막암과도 관련이 있다는 것입니다.

　미국에서 진행된 연구에 의하면 칼슘을 많이 섭취하면 대장암과 자궁내막암의 발병률을 낮춘다고 합니다. 이는 칼슘이 세포를 망가뜨리는 유해물질과 단단하게 결합해 방출함으로써 세포의 손상을 막기 때문입니다.

　다만 칼슘은 지나치게 섭취하면 동맥경화, 고혈압, 신장 결석을 일으키고 철과 마그네슘 아연의 흡수를 방해하게 되므로 치료 목적이 아니라면 평소에 적절히 섭취하는 것이 가장 좋습니다.

칼슘이 풍부한 일상 음식들은 무엇이 있나요?

된장, 우유, 멸치, 파래김, 다시마, 파슬리, 쑥갓, 요구르트, 치즈 등

3) 마그네슘이 풍부한 음식을 섭취하자

마그네슘은 칼슘과 함께 우리 몸의 뼈와 치아의 주요한 구성성분입니다. 우리 몸의 마그네슘은 60%가 뼈와 치아로 가고, 30%는 근육으로, 나머지 9%는 세포, 1%는 세포외액에 사용됩니다. 특히 세포 내 마그네슘은 300종 이상의 효소의 활동을 책임지고 보조 효소 역할을 담당함으로써 당질과 지질의 대사작용에 필요한 효소들을 활성화시키는 역할을 하게 됩니다. 또한 세포 내외의 칼륨 이온, 나트륨 이온, 칼슘 이온의 농도를 조절하고 근육 수축과 신경 자극 전달에도 관여합니다.

이 마그네슘이 부족해지면 칼슘 부족과 마찬가지로 뼈 속의 마그네슘을 꺼내 쓰게 되어 뼈가 약해지고, 마그네슘 방출 시에 함께 방출되는 칼슘의 세포 침입으로 세포 기능이 저하됩니다.

이처럼 마그네슘이 부족해지는 것은 식생활의 불균형 때문인 동시에 칼슘과 인의 과다섭취에서도 발생됩니다. 특히 임산부는 마그네슘 부족에 주의해야 하며, 마그네슘의 경우는 과다섭취해도 문제가 발생하지 않습니다.

국산 콩, 두부, 아몬드, 참깨, 김, 미역, 다시마, 멸치, 바지락, 코코아 등

4) 인은 적정 섭취가 중요하다

인은 음식물에서 섭취한 당과 지질이 산화할 때 인산화 작용을 하는 ADP(아데노신2인산)의 중요한 구성 성분으로서, 우리 몸의 에너지를 발생시키는 데 없어서는 안 될 중요한 미네랄입니다. 또한 앞에서도 보았듯이 우리 DNA와 RNA의 중요한 구성 성분인 인과, 칼슘과 함께 우리 뼈와 치아를 구성합니다.

하지만 이처럼 중요한 인에도 한 가지 주의할 점이 있습니다. 인은 부족한 것보다 과다섭취를 더 주의해야 한다는 점입니다. 인은 우리가 일상적으로 쉽게 섭취할 수 있는 미네랄 중의 하나로서 자칫 과다할 위험이 있습니다.

인이 과해지면 부갑상선 호르몬이 작용해 인을 배출하면서 동시에 칼슘과 농도 균형을 맞추기 위해 뼈 속의 칼슘을 꺼내 쓰게 됩니다. 나아가 인의 과다 섭취는 신장에도 무리

를 가하게 됩니다. 다음은 우리가 일상적으로 인을 공급받는 음식들인 만큼 한꺼번에 과식하지 않고 적절히 섭취하도록 주의해야 합니다.

5) 크롬이 생활습관병을 막는다

크롬 역시 금속성을 띠는 미네랄로서 인체의 당과 지질, 콜레스테롤, 단백질 대사를 담당하는 중요한 물질입니다. 특히 크롬은 혈당과 긴밀한 연관이 있는데 인슐린의 작용을 활발하게 만들어 혈당을 내려줍니다. 따라서 크롬이 부족해지면 당뇨병에 걸릴 확률이 증가하게 됩니다.

나아가 크롬은 다른 생활습관병에도 긴밀한 연관성을 가집니다. 지질 대사 시에 중성지방을 낮춰주고, 콜레스테롤 대사에서는 좋은 콜레스테롤은 증가시키고, 나쁜 콜레스테롤은 감소시키기 때문입니다. 이 콜레스테롤과 지질은 고혈압과 동맥경화, 고지혈증, 심장병 등과 긴밀한 연관을 가지는 만큼 크롬을 충분히 섭취해주는 것은 지질과 콜레스테롤을 관리하는 중요한 첫걸음이 됩니다.

또한 크롬의 당 대사와 관련해, 단 것을 많이 섭취하는 경우 크롬 부족이 일어날 수 있습니다. 당 대사에 사용된 크롬은 소변으로 배출되기 때문입니다. 따라서 당뇨 예방을 위해서도 크롬은 충분히 섭취할 필요가 있습니다. 이 크롬은 일상 음식 속에서도 충분히 섭취할 수 있으나, 임신과 출산 시에는 크롬 부족이 발생할 수 있는 만큼 임산부의 경우 크롬 섭취에 주의를 기하여야 합니다.

다만 크롬 역시 과다섭취 시 복통, 구토, 설사, 간 장애, 중추신경 장애 등을 발생시킬 수 있는 만큼 보충제 등의 과다섭취를 주의해야 합니다.

크롬이 풍부한 음식들은 무엇이 있나요?

완두콩, 아몬드, 땅콩, 파래김, 미역, 바지락, 돼지고기, 달걀 노른자 등

6) 칼륨이 지나치면 심장마비에 걸린다

칼륨은 금속성 미네랄로서 나트륨과 함께 우리 세포내외의 체액 균형을 담당하는 중요한 미네랄로 세포내액에 칼륨 이온 형태로 존재합니다. 이 칼륨 이온이 나트륨 이온과 합심해 세포 내액의 균형을 유지할 수 있는 것은 삼투압작용을 통해서입니다. 세포막에 존재하는 나트륨 펌프가 세포 안의 나트륨 이온을 세포 밖으로 보내고, 반대로 세포 밖의 칼륨 이온을 세포 안으로 가져오는 것입니다.

이때 칼륨이 부족하게 되면 세포 내의 나트륨 이온이 제대로 세포 밖으로 빠져나올 수 없어서 세포 내의 나트륨 이온 농도가 증폭하게 되어 고혈압이나 부정맥이 발생할 수 있습니다.

또한 칼륨은 지나친 나트륨 성분을 배출하는 기능이 있으므로 짜게 먹는 등 나트륨 섭취가 과다할 때 칼륨을 함께 섭취해주면 체내의 나트륨 농도가 상승하는 것을 막을 수 있습니다.

또한 나트륨이 칼륨의 방출을 가속화시키는 만큼 평소

짜게 먹는 식생활이 칼륨 부족을 가져올 수 있는데, 칼륨이 부족해질 경우 식욕 부진과 구토, 고혈압, 부정맥, 권태감 등이 찾아올 수 있습니다.

이처럼 우리 몸의 체액 균형에 중요한 칼륨이지만 이 또한 지나치게 섭취하면 큰 위험을 가져오게 됩니다. 나트륨과의 균형이 깨지고 신장 기능이 방해를 받으면서 고칼륨혈증으로 인한 지각장애, 마비, 부정맥 등이 발생할 뿐 아니라, 혈중 칼륨 농도가 갑자기 상승할 경우 심장이 멈추게 될 수도 있습니다.

칼륨이 풍부한 음식들은 무엇이 있나요?

무말랭이, 표고버섯, 콩과 팥, 아몬드와 땅콩, 다시마, 미역, 멸치 등

7) 철이 우리 몸의 산소를 책임진다

철은 우리 혈액의 가장 주요한 구성 성분으로서 몸 구석구석으로 산소를 운반하는 중요한 역할을 담당합니다. 우

리 혈액에는 헤모글로빈이라는 단백질이 있는데 철이 바로 이 헤모글로빈을 구성하는 성분이며, 헤모글로빈은 일단 형성되면 약 4개월 동안 산소 운반책으로 활동하다가 수명이 다하면 분해되게 됩니다. 즉 빈혈이란 이 철이 부족해져 산소 공급이 원활히 되지 않는 증상인 것이지요.

이외에도 철은 우리 몸의 활성산소를 제거하고 면역력을 키워 노화와 질병을 예방하는 기능도 합니다. 따라서 철이 부족해지면 활성산소 양이 증가해 세포의 노화가 촉진될 뿐 아니라 체내에 침투한 바이러스를 먹어치우는 백혈구의 살균 기능이 저하되어 쉽게 질병에 걸릴 위험이 높아지게 됩니다.

그런데 문제는 많은 이들이 쉽사리 철의 부족을 겪는다는 점입니다. 실로 철은 가장 쉽게 부족해질 수 있는 미네랄로서 성장기 아이들, 여성들, 임산부 등이 특히 철 부족의 위험이 높습니다. 이는 우리가 섭취한 철의 약 10% 정도만이 흡수가 가능하고, 나머지는 그대로 배출되기 때문입니다.

다만 그럼에도 극심한 철 부족을 겪지 않는 것은 자칫 크게 부족해질 수 있는 철을 간과 비장이 티축하고 있기 대문이나, 여성들의 월경이나 출혈 등으로 많은 철이 소실되면 철 부족이 일어날 수 있습니다.

이처럼 철이 부족하면 빈혈과 현기증, 권태감, 구강 염증, 면역력 저하, 운동 기능 저하 등을 겪을 수 있습니다. 또한 정제된 보충제 등으로 과다 섭취할 경우에도 구토와 설사, 심할 경우 혼수상태를 유발할 수 있는 만큼 적정량을 섭취하는 데 특히 주의를 기울여야 하는 미네랄입니다.

철이 풍부한 음식들은 무엇이 있나요?

닭과 돼지의 간, 소고기, 멸치, 건새우, 참깨, 무청, 김, 달걀 노른자 등

8) 아연이 성장발육을 돕는다

카사노바가 즐겨먹는 음식으로 알려진 굴은 특히 아연이 풍부한 음식입니다. 굴 등에 많이 포함된 아연은 정자와 남성 호르몬 생성에 도움을 주며, 이 때문에 성 미네랄이라고 불리기도 합니다. 만일 아연이 부족해지면 정액과 정자가

감소하고, 남성 호르몬이 부족해져 발기부전, 전립선 비대 등을 겪을 수 있습니다. 마찬가지로 여성도 아연 부족을 장기적으로 겪게 되면 호르몬 생성에 문제가 생기고 생리불순 등을 겪을 수 있습니다.

그런데 이 아연은 성인뿐만 아니라 아이들에게도 필수적인 미네랄입니다. 이 아연이 단백질과 뼈는 물론 뇌와 신체의 발육에 중요한 역할을 하기 때문입니다. 아연은 약 60%가 근육에 저장되고 약 25%가 뼈에 저장되는데, 이 아연이 신체 성장에 작동하는 분야는 다양합니다. 단백질을 합성하는 것은 물론, 세포분열을 촉진하고, 상처 난 조직을 복구하고, 나아가 인체의 면역 기능을 활성화시키고 활성산소를 제거함으로써 노화와 질병을 예방하고, 인슐린의 합성과 저장 기능에 영향을 미쳐 혈당을 조절하는 역할 또한 합니다.

따라서 아연이 부족할 경우 가장 흔하게 발생하는 브족 현상은 단백질 합성과 세포 분열이 왕성하게 이루어지지 않음으로써 나타나는 발육 부진 현상입니다. 또한 뇌의 발육도 늦어져서 학습 능력이 저하되고 심각할 경우 정신장애를 겪기도 합니다. 또한 면역력이 저하되어 피로와 식욕 부진을 느끼고 상처가 잘 아물지 않으며 시력 장애를 겪기도 합니다.

아연이 풍부한 음식들은 무엇이 있나요?

흰쌀밥, 소고기, 돼지고기. 굴, 전복, 멸치, 청국장, 국산콩, 참깨와 아몬드, 달걀 노른자 등

9) 셀레늄이 노화를 방지한다

셀레늄은 우리 몸에서 토코페롤이라 불리는 비타민 E와 비슷한 작용을 하는 것으로 알려져 있습니다. 비타민 E와 마찬가지로 체내의 활성산소를 제거해 항산화 작용을 하기 때문입니다. 이 셀레늄은 글루타티온 과산화효소라는 효소를 구성하는 성분인데, 이 글루타티온 과산화효소는 활성산소를 분해하는 클루타티온의 활동력을 높여서 노화로 인해 발생할 수 있는 동맥경화와 심장질환, 백내장 등을 방지하는 효과를 가집니다.

또한 셀레늄을 지속적으로 투입하자 폐암의 발생률과 사

망률이 경감했다는 학계보고도 있습니다.

나아가 셀레늄이 가진 특별한 작용이 또 하나 있습니다. 바로 우리 몸의 독소를 배출시키거나 그 독성을 줄여주는 해독작용입니다. 한 예로 바다에서 사는 돌고래의 경우 체내에 상당량의 수은을 축적하고 있음에도 체내에 풍부하게 저장되어 있는 셀레늄 덕분에 수은 중독을 이겨낼 수 있다고 합니다.

만일 우리 몸의 셀레늄 양이 부족해지면 항산화 작용이 부족해져 노화가 빨리 시작되고, 이로 인한 면역 기능의 약화로 각종 질병 발생가능성이 증가하게 됩니다.

반대로 셀레늄을 과잉 섭취할 경우도 문제입니다. 셀레늄의 체내 농도가 지나치게 높아질 경우 피로감과 탈모, 구토, 말초신경장애 등이 발생할 수 있지간 대부분은 보충제의 과다 섭취 등으로 발생할 뿐, 우리가 일상적으로 섭취하는 음식만으로는 쉽게 과잉되지 않습니다.

셀레늄이 풍부한 음식들은 무엇이 있나요?

백미와 현미, 아몬드, 김, 미역과 다시마, 꽁치 굴, 모시조개, 소의 간, 달걀 노른자 등

10) 기능식품과 미네랄은 필수적인 동반자다

　최근 남녀노소를 불문하고 건강기능식품을 이용하는 이들이 많아지고 있습니다. 건강기능식품은 바쁜 생활 속에서 불균형한 식생활에 길들여진 현대인들의 영양균형을 회복하는 데 큰 기여하기 때문에 생활 속에서 질병을 예방하는 건강한 생활습관의 일부로 여겨지고 있습니다. 현재 우리가 섭취하고 있는 건강기능식품은 그 종류도 기능도 다양해서 자신에게 가장 걸맞은 기능식품을 고르는 안목 또한 중요해지고 있습니다.

　그런데 이 모든 건강기능식품을 섭취할 때 또 한 가지 잊지 말아야 할 것이 미네랄의 공급입니다. 건강기능식품은 단백질, 식이섬유, 효소 등 다양한 영양 성분을 가장 효과적이고 간편하게 우리 몸에 공급하는 역할을 합니다. 이때 이 다양한 성분들이 우리 몸에 활성화되기 위해서는 반드시 미네랄이 필요합니다.

　앞서 살펴보았듯이 미네랄은 우리 몸의 엔진과 같은 역할을 합니다. 음식이나 건강기능식품 등으로 체내에 유입된 영양소들이 각각 활성화하고 분해되어 우리 몸 구석구

석의 세포 조직에 왕성하게 전달되기 위해서는 미네랄의 지원이 반드시 필요한 것입니다. 따라서 다양한 건강기능식품을 섭취할 시 미네랄의 섭취에 반드시 함께 신경을 기울여야 할 것입니다.

미네랄의 다양한 영향력

- 효소의 활동을 조력하고 효소 성분을 구성한다
  : 아연, 마그네슘, 인, 구리, 칼륨 등
- 비타민을 활성화시키고 비타민 성분을 구성한다
  : 코발트, 염소, 황
- 항산화 작용을 돕는다
  : 철, 구리, 셀레늄, 아연
- 근육과 신경 활동을 조절한다
  : 칼슘, 나트륨, 칼륨, 마그네슘
- 신체 조직을 구성하는 단백질을 활성화한다
  : 칼슘, 인, 마그네슘, 철, 구리
- 면역 기능을 조절하고 강화한다
  : 구리, 철, 아연, 셀레늄

11) 좋은 물에는 미네랄이 많다

우리 인체는 다양한 영양소로 구성되어 있지만 그중에 70%는 물로 구성되어 있습니다. 즉 우리 몸의 대부분은 물로 이루어져 있으며, 우리 몸의 톱니바퀴를 굴리는 가장 큰 원동력이 물이라는 뜻입니다. 실제로 인간이 음식을 먹지 않고 견딜 수 있는 기간은 대략 2~3주 정도지만, 물을 섭취하지 않고는 100시간도 견딜 수 없으며, 탈수가 5%만 진행되어도 대부분은 혼수상태에 빠지게 됩니다. 다시 말해 우리 몸은 물로 가득 차 있는 미세한 세포의 물주머니가 서로 조밀하게 연결되어 있는 형태입니다.

1955년 세계보건기구(WHO)에서는 "깨끗한 물은 건강을 증진시킨다(Cleam water Means better Health)."라는 구호를 내세웠습니다. 좋은 물을 충분하게 마시는 습관만으로도 각종 성인병의 예방과 세포의 노화를 방지할 수 있다는 것입니다.

전 세계를 통틀어 100세 이상의 장수 노인이 많은 지역인 네팔 북쪽 티베트 근처의 훈자, 구소련 변방의 코카서스의 아브하지야, 중미 에콰도르의 발카밤바도 고산지대의 장수

비결도 깨끗한 공기와 맑은 물이라고 알려져 있습니다. 또한 장수 나라라고 알려진 일본의 경우, 물의 차이가 건강의 차이를 나타낸다는 것을 보여줍니다.

물이 깨끗한 오키나와 현, 나가노 현, 시즈오카 현은 대표적인 장수 지역인 반면, 맛없고 수질 나쁜 물을 먹는 후쿠오카 현은 남녀 모두에서 암 환자 비율 1위라는 오명을 얻은 것입니다.

그렇다면 좋은 물이란 무엇일까요? 첫째 염소 소독과 같은 화학처리를 하지 않은 물이어야 하며, 둘째 부유물과 세균 등이 없는 물이어야 합니다.

나아가 건강한 물이란 단순히 깨끗한 것을 넘어 생명의 힘인 미네랄이 풍부한 알칼리수여야 합니다. 토양이나 식품, 체질의 경우도 산성 토양, 산성 식품, 산성 체질은 건강하지 않은 반면, 알칼리 토양, 알칼리 식품, 알칼리 체질은 건강하다고 말합니다. 이 알칼리란 태양 에너지로부터 생성된 미네랄이 파괴되지 않고 고스란히 담겨 있는 상태를 말합니다.

맛있는 물의 조건

물을 맛없게 만드는 물질(염소 등) 이 안 들어 있어야 한다.

적당한 양의 미네랄이 들어 있어야 한다.

경도로는 50 정도의 연수를 맛있게 느끼는 사람이 많다.

적당한 산소와 이산화탄소가 들어있으면 신선도가 높아진다.

수온이 10~15℃ 정도라면 맛있게 느껴진다.

12) 미네랄이 풍부한 해양심층수를 마시자

우리는 일상적으로 많은 물을 마십니다. 한 사람이 하루 동안 필요한 물의 양은 사람마다 조금씩 다르지만 대체적으로 1.5리터에서 2리터 사이입니다. 나아가 매일 같이 마시는 이 많은 양의 물을 얼마나 건강하게 마시느냐에 따라 우리 건강 상태도 영향을 받을 수밖에 없습니다.

또한 가장 일상적으로 마시는 이 물에서도 좋은 영양소를 얻을 수 있다면, 물 자체가 훌륭한 건강식이 될 수 있습니다.

알칼리수 중에서도 가장 미네랄이 풍부한 물 중에 하나

가 바로 해양심층수입니다. 해양 심층수는 일종의 바닷물로서 바닷물은 98%의 수분, 그리고 2%의 염분과 미네랄로 구성됩니다. 이중에서도 해양심층수는 바다 밑 200미터 이하에 흐르는 물로서 표층수보다 온도가 20도 이상 낮아 외부의 유해환경에 노출되지 않고 미네랄이 이온화된 상태로 녹아 있어 인체 흡수가 용이합니다. 이는 해양심층수가 낮은 온도와 표층수의 압력 덕에 고밀도를 유지하며 오랜 세월 동안 숙성되었기 때문입니다.

현재 많은 회사들에서 미네랄 워터라는 이름으로 미네랄이 포함된 물이나 음료를 시판하고 있으나, 가열 살균이나 인위적으로 미네랄을 첨가한 제품 비중이 높은 만큼 꼼꼼하게 따져볼 필요가 있습니다.

그리고 이 모든 미네랄 워터 중에서도 해양심층수는 가장 깨끗하고 풍부하게 미네랄을 섭취할 수 있는 물로서 다음과 같은 특징을 가집니다.

해양심층수의 특징

- **안정성** : 수백년 또는 수천년간 형성되어온 물인 만큼 성질이
  부드럽고 안정성 있다.

- **미네랄 함유** : 칼슘과 마그네슘 등 세포 전해질의 주요
  성분들은 물론 다양한 인체 유용 성분을 포함한다.

- **청정성** : 심층수는 표면해수로부터 200미터 아래에 형성되는
  만큼 세균이나 유기물 오염도가 제로에 가까우며
  육지와 대기로부터의 오염이 안전하다.

3장 미네랄, 내 몸을 살린다

1) 스트레스와 짜증을 방지한다

앞 장에서 살펴보았듯이 미네랄 부족은 다양한 현상을 일으키지만 언뜻 눈치 채기 힘든 현상으로도 나타납니다. 미네랄이 관여하는 부분 중에 하나가 바로 신경전달입니다. 미네랄의 일부가 이온 상태로 혈액과 체액에 남아서 몸을 돌면서 전기 정보를 전달하는 것입니다.

때문에 미네랄이 부족하면 짜증을 잘 내고, 스트레스에 민감해지며, 불안과 초조 증상에 시달릴 수 있습니다. 심하면 우울증과 폭력 양상을 보이기도 하는데 실로 ADHD(과잉행동장애와 주의력 결핍)를 앓고 있는 아이들 대부분이 미네랄 부족 현상을 보입니다. 또한 철분의 부족 또한 우리

기분을 조절하는 도파민의 기능에 이상을 불러와 짜증과 스트레스의 원인이 되고 집중력과 기억력 저하를 낳는다는 연구 결과도 있습니다.

이에 대해 철분 결핍이 ADHD에 미치는 영향을 연구한 프랑스의 에릭 코노팔 박사는 ADHD 치료 시 철분 보충제를 섭취할 것을 권유하고 있습니다. 임상 실험 결과 ADHD를 앓고 있는 아이들 중의 무려 80% 이상이 철분 혈중 농도가 정상 수준 이하에 머물러 있었기 때문입니다.

짜증과 스트레스가 많은 이를 위한 철분 보충 음식

: 닭과 돼지의 간, 소고기, 멸치, 건새우, 참깨, 무청, 김, 달걀 노른자 등

2) 폐경기의 골다공증을 막아준다

우리는 유아기와 사춘기를 지나면서 우리 몸의 뼈에 충분한 양의 칼슘을 축적하게 됩니다. 이런 칼슘 축적은 20세까지 진행 완료되고, 이후 한동안 평균적인 골밀도를 유지

하다가 50대와 60대를 거치면서 점차 골밀도가 감소하게 됩니다.

특히 여성의 경우는 폐경기에 들어서는 시기 전후 5년에 칼슘 섭취에 주의해야 합니다. 폐경기에 들어서게 되면 여성 호르몬인 에스트로겐이 감소하게 되는데, 이 에스트로겐은 골밀도가 감소하지 않도록 골량 감소를 억제해주는 기능이 있습니다.

즉 폐경기에 들어서서 에스트로겐이 감소하면서 골량을 잡아주던 완력이 사라지고 이 때문에 폐경기 이후 많은 여성들이 심각한 골다공증을 앓게 됩니다.

따라서 이 전후로 칼슘을 적절히 섭취한다면 어느 정도 골밀도의 저하를 막을 수 있으며, 나아가 폐경기 이후 5년부터는 아주 적극적으로 칼슘 섭취에 주의를 기울여야 골다공증을 예방할 수 있습니다.

갱년기와 폐경기에 들어선 여성을 위한 칼슘 보충 음식

: 우유, 된장, 멸치, 파래김, 다시마, 파슬리, 쑥갓, 요구르트, 치즈 등

3) 활성산소를 제거해 노화를 늦춘다

우리가 질병에 걸리는 것은 결과적으로는 노화 때문입니다. 세포의 건강을 해치는 다양한 외부 물질은 물론 우리 몸 안에 축적된 독소 등이 이런 노화의 원인이 되는 것입니다. 특히 우리 몸의 노화를 불러오는 가장 큰 독소는 활성산소라는 나쁜 산소입니다. 이 활성산소는 과도한 에너지 대사, 흡연, 불규칙한 식생활 등으로 발생하며 활성산소가 다량 생성되면 이것이 맹독성의 과산화지질을 증가시켜 세포벽이 파괴되게 됩니다.

그런데 이 활성산소를 제거하는 물질이 있습니다. 바로 SOD라고 불리는 효소 물질입니다. 이 SOD가 원활히 작동되면 체내의 활성산소를 대부분 제거하여 세포에 미치는 악영향을 감소시켜주게 되는데, 이 SOD의 원활한 작동을 위해서는 아연과 구리, 셀레늄이 반드시 필요합니다.

특히 셀레늄의 경우 숙취 제거나 독소 제거에도 탁월한 기능을 보입니다. 우리가 알코올을 마시게 되면 간에서 알코올을 해독하는 글루타치온이라는 아미노산이 분비되게 되는데, 이 글루타치온 효소는 한 분자당 4개의 셀레늄을 포함함으로써 대부분의 유독물질을 제거하고 항산화 효과를 발휘하게 됩니다.

노화를 걱정하는 이들을 위한 셀레늄 보충 음식

: 백미와 현미, 아몬드, 김, 미역과 다시마, 꽁치, 굴, 모시조개, 소의 간, 달걀 노른자 등

4) 기억력, 판단력, 학습 능력을 신장시킨다

술에 취하면 대부분의 사람들이 횡설수설하거나 기억 일부를 잃는 블랙아웃을 겪게 됩니다. 이는 신경계에 문제가 생겨서이기도 하지만 그 일부는 알코올 해독을 위해 미네랄과 효소가 대량으로 쓰이고 소변과 함께 배출되면서 미네랄이 부족해져서 나타나는 현상이기도 합니다. 일시적인 건망증도 마찬가지입니다.

가끔 전화번호나 물건을 어디에 두었는지 잊어버리고 기억력이 감퇴되는 현상 등이 일어나는데, 이는 특히 미네랄 중에 아연 부족으로 인해 발생합니다. 아연은 일명 학습 미

네랄로 불릴 만큼 기억력과 집중력 증강과 깊이 연관되어 있습니다.

나아가 칼슘 또한 집중력과 기억력에 관여합니다. 칼슘이 부족하면 초조함을 느끼고 주의가 산만해지는데, 칼슘은 기억력과 집중력을 높여주고 뇌의 신경안정을 도모해 마음을 편하게 만들어주는 효과가 있습니다. 마지막으로 마그네슘 또한 신경계의 흥분을 막아주고 스트레스를 방어하는 효과가 있습니다. 마그네슘이 부족하면 우울증과 불면증이 생기고 성장기 어린이들의 경우 성장통을 겪을 수 있습니다.

기억력과 집중력 증강을 위한 아연과 마그네슘 보충 음식

: 소고기, 돼지고기, 굴, 전복, 멸치, 청국장, 참깨와 아몬드, 달걀노른자, 국산콩, 두부, 김, 미역, 다시마, 바지락 등

5) 매끈하고 건강한 피부 재생을 돕는다

피부는 우리의 건강 상태와 노화의 상황을 고스란히 보

여주는 지도와 같습니다. 특히 여성들에게 고운 피부는 일종의 선망이기도 합니다. 최근 들어 미네랄 화장품이 열풍을 일으키고 있는데, 이는 미네랄이 피부 건강에도 중요한 역할을 하기 때문입니다.

인체의 피부는 바깥쪽의 표피와 안쪽의 진피로 총 2개 층으로 나뉩니다. 이 피부 세포들은 약 28일 주기로 새로이 생겼다가 수명을 다하면 탈락하며, 가장 바깥에 있는 만큼 외부 영향을 직접적으로 받게 됩니다. 나아가 피부 자체의 보호 장치를 살펴보면, 천연보습인자인 NMF가 피부가 손상되지 않도록 보호하는데, 이 NMF는 아미노산 50%와 미네랄 19%로 구성되어 있습니다. 즉 피부에서 미네랄은 가장 중요한 보호 재생 인자로서 미네랄을 제대로 투입해주면 피부의 활성과 수분 보습력이 높아져 피부의 손상과 노화를 방지할 수 있습니다.

피부 보호를 위한 미네랄 보충 음식

: 두부, 미네랄 원액, 미네랄 보충제 등

6) 변비 완화와 다이어트를 돕는다

다이어트의 가장 큰 적 중의 하나가 변비입니다. 건강한 다이어트란 무조건 살만 빼는 것이 아니라 몸 안의 노폐물을 배출하고 좋은 식습관을 만들어가는 일입니다. 이때 변비는 원활한 신진대사를 방해할 뿐 아니라 노폐물 배출을 막아 다이어트는 물론 전신 건강에도 영향을 미칩니다.

변비는 대부분 불규칙한 식습관에 의해 발생하며, 그 외에도 운동 부족이나 대장 질환, 나아가 스트레스에 의한 변비 발생률도 높아지고 있습니다.

변비에 걸리면 복부 팽창감, 두통과 식욕감퇴 등 다양한 전신증상이 나타날 뿐 아니라 숙변의 독성으로 인해 다양한 질병을 불러올 수 있습니다.

변비를 해소하는 길은 소화 작용과 배설 작용을 도와주는 식이섬유가 풍부한 야채와 과일, 발효음식을 꾸준히 섭취하고 규칙적인 식사와 운동을 병행하는 것입니다. 이때 미네랄이 풍부한 음식이나 보충제를 섭취하면 이 미네랄이 자율신경을 자극하여 장의 연동운동과 분절운동을 일으켜 노폐물과 독성의 배출을 돕게 됩니다.

숙변 제거와 다이어트를 위한 미네랄 보충 음식

: 셀레늄이 풍부한 음식, 미네랄 원액, 미네랄 보충제 등

인체에 희귀한 미네랄의 중요성

미네랄은 바다의 오염을 치료하는 능력을 가졌으며, 또한 생명체에 있어서 자연항생제 역할을 하는 생명의 근원이라 할 수 있다. 이에 대해 지대한 관심과 탐구에 여념이 없는 많은 학자들은 미네랄은 가장 긴요하고 중요한 과제이며, 경이적인 미래를 여는 열쇠라고 생각한다.

우리 몸에 면역체계를 강화시켜 주고, 스스로 병을 이겨내는 힘, 자력을 길러주는 것이 미네랄이다. 미네랄이 함유된 곡식과 채소에서는 강한 에너지가 생성되지만, 이것이 결핍되면 병이 마중나온다. 미네랄을 포함하고 있지 않은 흰 설탕이나 흰 밀가루는 몸을 썩게 만들고, 고혈압이나 당뇨병 같은 성인병을 유발시킨다. 즉, 미네랄이 없는 식품을 먹으면 우리 몸이 산성화되어서 상태가 나빠지고, 이것이 있는 것들

을 먹으면 건강해진다.

   망간(manganese, Mn)는 성장, 골격형성 및 발달, 생식기능(고환의 발육 및 난소의 기능)과 중추신경계의 기능을 유지하는 주요 요소이다. 그리고, 이것은 많은 동·식물의 효소에 필수적인 원소이다. 포유류에서 망간은 질소함유노폐물을 배설 가능한 화합물인 요소로 변환시키는 간 효소인 아르기나아제(liver enzyme arginase)에서 사용된다. 식물의 인 전달 효소(phosphotransferase)에도 망간이 중요한 기능을 발휘한다.

   요오드(I)는 해초 등에 많이 들어있는 원소이다. 그래서 바다와 접하지 않은 지역에 사는 사람들은 요오드 결핍증(갑상선 기능 장애)으로 고통을 받을 가능성이 있기 때문에 소금에 요오드를 첨가하여 요오드 부족을 막기도 한다. 건강한 성인의 몸에는 15~20 mg의 요오드가 들어있으며, 이 가운데 70~80 %가 갑상선에 존재한다. 즉, 요오드는 갑상선 호르몬의 성분으로 신진대사를 조절하고, 성장기의 발육을 촉진하는 중요한 미네랄이다. 또한, 양서류의 경우 갑상선 호르몬은 올챙이를 개구리로 변하게 하는 변태 호르몬이다.

멍게를 비롯한 몇 가지 생물에서도 바나듐(V)이 중요한 기능을 수행한다. 갈조식물에 들어있는 브로모퍼옥시다아제(bromoperoxidases)는 바나듐에 의해 활성을 갖는 효소이다. 이런 측면에서 해양생물은 여러 금속 원소를 바닷물로부터 부지런히 받아들여 농축·저장한다. 따라서, 영양이라는 관점에서 보면 해양생물은 필수금속의 보고이며, 바다는 우리들의 귀중한 자산인 것이다. 최근에 바나듐이 당뇨병을 억제하는 작용을 하는 것으로 밝혀졌다. '당뇨병에 걸린 실험 쥐에 바나듐산나트륨과 소금을 섞어 먹인 결과 당뇨병이 치료되었다' 는 주목할 만한 보고가 있은 후에 다양한 바나듐 함유 화합물을 합성·응용하고 있다.

몰리브데늄(Mo)은 흔히 식품보전을 위해 식품 또는 의약품 등에 첨가되는 물질, 설파이트(sulfite) 제거에 중요한 역할을 한다. 설파이트는 이에 과민한 환자에게 두드러기, 설사, 기관지천식 등을 유발시키는 원인 물질이다. 인(P)과 비소(As)도 생명에 필수적인 원소이다. 이들도 지킬박사와 하이드 같은 존재이다. 인과 관련하여 인산수소와 인산이수소이온은 혈액의 완충체계에 포함되어 있다. 특히, 인산이온은

DNA와 RNA의 당 에스테르(sugar ester)에서 연결 단위이며, 또한 이것은 생체계에서 필수적인 에너지 저장 단위인 ATP의 일부이다. 뼈는 인회석이라 부르는 인산염 미네랄, 인산수산화 칼슘이다.

<제주일보> 2010.10.28 김문기 기자

4장 미네랄로 건강을 찾은 사람들

위궤양을 개선시키는 최고의 미네랄

위궤양으로 무려 35년간을 고생했던 A씨는 음식만 보면 고통스러워했다. 제대로 음식을 먹을 수도 없을뿐더러 가끔 마음껏 먹기라도 하면 어김없이 구토와 복통이 몰려들었다. 170cm 정도의 키에 체중은 50㎏ 남짓했던지라 맞는 남성복을 찾기 어려울 정도였다. 대학병원과 한의원 등을 돌아다녔지만 거의 호전이 없는지라 A씨는 거의 포기 상태에 이르러 지내던 중 미네랄을 만났다.

처음에는 설마 위궤양을 이런 것으로 고칠 수 있을까 반신반의했지만 얼마 안 가 효과가 나타났다. 무엇보다도 식후 미네랄을 섭취하는 등 총 5회 정도 섭취한 결과 더부룩

한 속이 가라앉고 소화가 쉬워진다는 느낌이 들었다. 더불어 항상 검었던 얼굴빛이 맑아지면서 시력도 환해지는 기분이 들었다. 그러나 무엇보다도 그를 기쁘게 한 것은 바로 체중의 증가였다. 섭취한 음식을 무리 없이 소화하게 되면서 점차 마른 몸에 살이 붙게 된 것이다. 그리고 병원에서 위내시경을 받아본 결과 그는 놀라운 소식을 들었다. 심각한 궤양 출혈이 멈추고 위의 산성도도 정상으로 돌아오기 시작한 것이다. 현재 A씨는 운동과 함께 미네랄을 섭취하면서 더는 식탁 앞에서 괴로워하는 일이 사라졌다.

숙취의 고통에서 벗어나게 해준 미네랄

평소 술자리가 잦은 영업직 B씨도 마찬가지였다. 아침에 아내가 끓여주는 해장국 한 그릇과 약국에서 파는 숙취해소 약으로 근근이 버텼지만, 30대 후반이 넘어서면서부터는 술자리를 피하고 싶은 마음이 간절해질 정도였다.

그러던 어느 날 술자리를 대접한 고객으로부터 숙취에 좋다는 제품을 소개받았다. 바로 미네랄 제품이었다. 우리 몸의 숙취는 체내 알코올분해효소가 알코올을 분해시키면서 전해질 등이 부족해지면서 뇌와 인처 다른 부위에서 필요한 전해질을 가져오게 되고 그로 인해 메스꺼움과 두통 등이 나타난다. 그럴 때 미네랄을 외부에서 섭취해주면 숙취가 훨씬 덜하다.

B씨는 고객이 나누어준 미네랄 제품을 그날 술자리가 끝나자 섭취했다. 그리고 그 다음날 그는 놀라운 경험을 했다. 마치 술을 마시지 않은 것처럼 몸이 가볍고 두통도 없었다.

운동할 때 반드시 함께 먹어야 하는 미네랄

K씨는 지난 몇 년간 당뇨병으로 큰 고생을 했다. 항상 권태감과 피로감에 시달리고, 마음 놓고 맛있는 음식 한 번 먹은 적이 없었다. 매일 같이 맞아야 하는 인슐린 주사 비용을 감당하기에도 벅찰 정도였다.

그 와중 K씨는 손자가 태어나자 삶의 의욕을 되찾고 병원에 의존하기보다는 스스로 식단을 정하고 운동을 하기로 결심했다. 그리고 2년간 철저한 섭식과 꾸준한 등산, 걷기 운동을 병행한 결과 당뇨 수치가 상당히 개선될 수 있었다.

현재 K씨에게 운동은 빼놓을 수 없는 일과가 되었다. 다만 K씨는 때로 운동 후에 짙은 피로감을 호소하곤 했다. 그러나 별 다른 이상은 발견되지 않았고, 여러 번의 검색과 정보를 찾아본 결과 운동 시 몸 안에서 다량으로 빠져나가는 것이 수분뿐만 아니라 미네랄도 섞여 있음을 알게 되었다. 이처럼 다량의 수분과 미네랄이 빠져나가면 이것이 다시 보충될 때까지 몸이 잠간 동안 권태와 무력감을 느끼게 되는 것이었다.

K씨는 몇 달 뒤에 있을 지리산 종주를 앞두고 섭식에 신경을 썼지만 당뇨병인 상황에서 함부로 음식을 먹기가 어려웠고, 대신 미네랄을 꾸준히 섭취하기로 했다. 그리고 그해 봄에 있었던 지리산 종주를 거뜬하게 완주할 수 있었다. 미네랄을 꾸준히 섭취하면서 운동 시 탈진이 개선되었을 뿐 아니라, 몸의 활력이 증강되면서 섭취한 영양소들이 무리 없이 건강해진 몸 조직으로 전달될 수 있었던 것이다. 현재 K씨는 여전히 운동매니아로서 무리하지 않고 자신에게 걸맞은 운동법으로 건강을 지켜가고 있다.

임산부의 입덧에도 미네랄이 좋다

금융업계에서 일하는 가정주부 Y씨는 늦은 결혼으로 인해 30대 후반에 첫 아이를 가졌다. 평소 몸 관리를 꾸준히 해왔던 터라 큰 걱정은 하지 않았지만 무엇보다도 심한 입덧이 문제였다. Y씨의 어머니 또한 Y씨를 가졌을 때 입덧이 심했다는 것을 알았고, 입덧은 유전이라고 들어둔 차라 되도록이면 잘 넘기려고 노력했지만, 결국 물 한 모금 제대로 넘기기 힘든 상태라 두 손 두 발을 들고 말았다. 결국 탈진 직전까지 간 Y씨는 병원에 찾아가 보았지만 딱히 약을 쓸 수 없는 상황에서 스트레스가 극에 달하게 되었다.

그때 같은 성당에 다니는 지인이 소식을 듣고 미네랄 제품을 들고 Y씨를 방문했다. 지인은 Y씨의 상태를 보더니 자신의 조카도 심한 입덧을 미네랄 덕에 이겨냈다고 기운을 북돋아주었다. 물에서조차 비린내가 날 만큼 비위가 약해진 Y씨는 설마 하는 마음에 지푸라기라도 잡는 심정으로 그날부터 미네랄 용액을 연한 커피에 타서 마셨다. 그런데 일주일도 안 가 Y씨는 놀라운 경험을 했다. 늘 무거웠던 몸이 한결 가벼워진 것은 물론 기분이 좋아지면서 음식이 눈에 들어오기 시작한 것이다.

아내의 변화에 놀란 남편 P씨는 지인에게 다시 연락을 해서 미네랄 용액 3개월 치를 사왔고 이후 Y씨는 미네랄 용액을 꾸준히 음용하면서 이전의 입덧이 어땠는지 까맣게 잊을 만큼 왕성한 식사를 할 수 있었다.

이후 초음파 사진에서도 좋은 결과가 나와 산모를 걱정했던 의사도 한시름을 덜 수 있었다. 현재 Y씨는 건강한 딸을 출산했고, 출산 이후 수유식에서도 미네랄 용액을 함께 이용하고 있다.

미네랄로 가뿐한 젊음을 되찾다

건강은 잃기 전에는 모르는 것이라는 말이 있다. B씨가 바로 그랬다. 평소 건장한 체격에 활발한 성격을 가졌던 B씨는 자동차 영업사원으로서 최고의 주가를 달리고 있었다. 다만 평소 잦은 술자리 및 과로 등으로 항상 무리했던 B씨는 30대 후반에 이미 뇌졸중을 한번 겪은 뒤로 잦은 두통과 불면증까지 함께 얻게 되었다. 그나마 퇴원 후 한동안은 식이관리와 생활습관 관리를 꾸준히 했지만 일이 바빠지자

다시 체중이 불고 불면증도 다시 시작되었다. 병원에서 체중 조절과 혈중 콜레스테롤 수치를 극구 강조했던 터라 B씨는 더럭 겁이 났고, 간만에 다시 운동을 시작했지만 하루하루가 힘겹기만 했다.

그간 B씨는 불면증을 이기기 위해 수많은 노력을 해온 차였다. 족욕은 물론 수면제를 덜 먹기 위해 온갖 방법을 다 동원했다. 하지만 몸의 피로와 마음의 부담 때문인지 신경이 더 날카로워져 나중에는 매장에 나가서 일하는 것조차 어려워질 지경이었다.

그러던 와중 B씨는 평소 잘 알고 지내던 고객에게 미네랄 제품을 소개받았다. 섭취 방법도 간단했다. 그저 평소 먹는 음식을 정확히 세 끼 먹고, 식후 뜨는 중간 중간 제품을 섭취하면 되는 형태였다. 그로부터 한 달 뒤, 그는 그 고객에게 감사의 꽃바구니를 선물했다. 그간 그토록 그를 괴롭혔던 두통과 불면증은 물론, 변과 소변이 잦아지더니 복부 허리띠가 두 칸이나 줄어든 것이다. 이후 그는 자신이 먹었던 미네랄을 아내와 홀로 되신 장모께도 섭취하도록 했고, 평소의 건강관리가 얼마나 중요한지를 되새기며 꾸준한 운동과 자신감으로 생활하고 있다.

5장 미네랄, 무엇이든 물어보세요

Q : 요즘 시대에 왜 미네랄이 더 중요한지 그 이유를 알고
싶습니다.

A : 요즘 탄수화물, 지방, 단백질이 부족한 사람들은 거의
없다고 해도 과언이 아닙니다. 오히려 과잉이 더 큰 문제로
떠오르고 있을 정도이지요. 이는 음식물의 가치를 칼로리
만으로 평가하는 기존의 통념에 그 일부 원인이 있습니다.
사실 아무리 열량이 높은 영양식일지라도 비타민, 미네랄
등 건강의 필수요소가 결핍되어 있다면 중대한 지장을 초
래함에도, '푸짐한 음식'이 곧 좋은 음식이라는 생각이 알
게 모르게 남아 있기 때문입니다.

미네랄은 칼슘, 인, 철, 요오드, 칼륨, 마그네슘, 망간, 염
소, 불소 등을 말하며 그 중에서도 한 가지라도 모자라면

몸에 이상이 생기는 중요한 성분입니다. 또한 자동차가 휘발유와 함께 윤활유가 필요하듯이 우리 몸의 생명 대사에 중요한 윤활유 역할을 합니다. 하지만 현대에 들어 급격한 식습관 변화를 겪으면서 우리는 일상적으로 미네랄이 부족한 식사를 하고 있습니다. 따라서 자칫 과잉될 수 있는 잘 알려진 영양소 외에 작지만 중요한 역할을 하는 미네랄에 대한 관심이 더 필요한 것입니다.

Q : 마그네슘이 중요한 미네랄이라고 하는데, 마그네슘의 역할과 기능은 무엇입니까?

A : 마그네슘은 필수 미네랄 중의 하나이자 우리 세포에 지대한 영향을 미치는 만큼 신체 기능에도 많은 영향을 주는 미네랄입니다. 그 중요성이 인정되어 마그네슘 관련 저널(Magnesium Research)까지 있을 정도입니다. 지금까지 밝혀진 마그네슘의 주요 기능들은 다음과 같습니다.

① 인슐린 작용과 분비를 원활하게 해주어 당뇨 개선에 효험이 있다.

② 혈압을 낮춰주는 역할을 한다. 이때 칼슘과 같이 섭취하면
  효능이 더 커지며 혈압이 높을수록 효과도 커진다.
③ 부정맥과 울혈성 심부전을 개선시켜 준다.
④ 편두통을 완화시킨다.

마그네슘은 다양한 음식들에 포함되어 있어 심각한 결핍
을 앓는 사람은 극히 드물지만 여전히 RDA(권장량)보다
낮게 섭취되고 있으며, 특히 당뇨환자나 심장질환 환자들
의 경우 결핍이 더 심하고, 한 연구에 의하면 중환자실의
환자의 2/3가 마그네슘 결핍으로 나타난 바 있습니다. 따라
서 노약자와 환자일수록 마그네슘 섭취에 더욱 더 주의를
기울여야 합니다.

Q : 미네랄의 종류는 몇 가지이며, 이 중에 반드시 필요한
   미네랄은 무엇입니까?

A : 미네랄(무기질)은 인체나 식품에 함유된 원소 중 산
소, 탄소, 수소, 질소를 제외한 원소의 총칭으로, 인체의 원
소 중 96%가 산소, 탄소, 수소, 질소라면 무기질은 4%에

불과합니다. 하지만 이 적은 양의 마그네슘은 두려 80여 가지로 나누어지는데, 이 중에 비교적 양이 많은 것은 칼슘, 인, 황, 나트륨, 염소, 마그네슘이며, 미량 성분으로는 철, 구리, 망간, 요오드, 코발트, 아연, 몰리브덴, 셀렌, 크롬, 플루오로, 붕소, 비소, 주석, 규소, 바나듐, 니켈 등이 있습니다. 이 중에 주요 원소들이 인체에 어떠한 주요 영향을 미치는지는 다음과 같습니다.

① 칼슘, 인, 철, 마그네슘 - 치아의 무기 성분을 구성

② 철은 - 혈색소 구성

③ 인과 황 - 세포막과 세포질 구성

④ 구리, 아연, 철, 요오드, 코발트, 망간, 셀렌 - 조효스로서 효소 반응을 활성화

⑤ 나트륨과 칼륨 - 혈액과 체액의 분량, 삼투압과 PH를 조절

⑥ 나트륨, 칼륨, 칼슘, 마그네슘 - 근육과 신경의 수측, 흥분을 조절

⑦ 요오드 - 대부분 갑상선에 모여 갑상선 호르몬을 구성

또한 이외의 다른 무기질도 각각의 고유한 생리 기능에

관계합니다.

A : 성기능 장애에 도움이 되는 가장 좋은 식품 중에 하나가 바로 굴입니다. 굴은 미네랄 중에서도 아연이 풍부한 음식이기 때문입니다.

아연은 망막, 전립선, 고환, 시상하부의 성호르몬에 관계하는 신경에 다량 함유되어 있으며, 따라서 정력과 깊은 연관이 있습니다. 예를 들어 고환에서 정자를 꺼내 시험관에 넣고 아연을 투여하면 금방 정자가 활발해질 정도라고 합니다. 따라서 아연이 풍부한 굴이나 땅콩, 콩, 돼지고기, 검은깨, 클로렐라, 적절한 미네랄 기능식품을 자주 섭취하는 것이 좋습니다.

Q : 미네랄이 피부에 좋다는데 어떤 작용을 통해 피부에 도움이 됩니까?

A : 피부에 사용하는 모든 기초화장품, 나아가 가정에서

만들어 쓰는 각종 천연 팩들도 알고 보면 기본적으로 미네랄이 작용합니다. 아무리 비타민이나 다른 좋은 물질이 포함되어 있어도 미네랄이 없으면 이 모든 성분들이 피부에서 겉돌게 되기 때문입니다. 즉 미네랄은 우리 피부에 좋은 성분들이 제대로 활성화할 수 있도록 다리를 놓아주는 중요한 물질입니다. 한 예로 온천욕이 피부와 건강에 좋다는 것도 실은 미네랄의 작용 때문입니다.

Q : 미네랄을 섭취하고자 하는데 혹시 부작용은 없을까요?

A : 미네랄은 자연 성분인 만큼 부작용이나 후유증이 없습니다. 다만 뭐든 지나치면 모자란 것만 못하다는 것처럼, 더 빨리 더 많이 효과를 보겠다는 조급한 마음으로 과용할 경우 지나친 반응이 일어날 수 있습니다. 이는 매일 먹는 하루 세 끼 식사도 과식하면 탈이 나는 것과 마찬가지입니다.

또한 체질이나 건강 상태에 따라 섭취 후의 반응이 조금은 다르게 나타날 수 있고 일종의 명현 현상이 잠시간 나타날 수는 있습니다. 예를 들어 두통이 생겼다는 반응이 있는

데, 이는 뇌혈관 혈액순환이 잘되기 시작하면서 일시적으로 나타나는 현상이라고 볼 수 있습니다. 하지만 이는 미네랄이 체내에 들어간 후 노폐물, 독소 등을 배출하는 과정이거나 세포가 활성화되면서 나타나는 현상이니 크게 염려하지 말고 꾸준히 섭취하면 됩니다.

Q: 일상적으로 섭취할 수 있는 미네랄 보충 음식은 무엇이 있나요?

A: 미네랄이 풍부한 음식으로는 해조류가 있습니다. 그중에서도 김과 미역, 다시마 등은 미네랄의 보고입니다. 조개 역시 미네랄이 풍부한 음식으로 예로부터 간 기능이 약해져 황달이 생기면 조갯국을 먹었습니다. 채소나 과일에도 풍부한 미네랄을 함유한 것들이 많은데 토마토, 당근, 시금치, 오이, 감자, 무 팥, 토란, 귤, 포도, 밤, 복숭아 등입니다. 또한 통곡류의 외피 부분도 미네랄 함량이 높습니다. 다만 이 부분은 섬유질이 많아 쉽게 소화되지 않는다는 단점이 있습니다.

미네랄과 함께 하는 건강한 삶의 실현

암과 뇌혈관 질환, 당뇨병 등 생활습관병이 현대인들의 건강을 위협한 이래, 대한민국도 더는 생활습관병 위험의 사각지대를 벗어날 수 없게 되었습니다.

이는 식품 첨가물과 환경오염, 스트레스 등 다양한 요인들이 접합되어 있지만, 꾸준히 이루어진 서구식 식생활로 인한 영양의 불균형이 그 첫 번째 원인일 것입니다. 정작 우리 몸에 필요한 중요한 영양소는 외면하고 칼로리 위주의 식사를 해온 결과일 것입니다. 그리고 그 중에 오

랫동안 그 가치가 평가 절하되었던 영양소 중에 하나가 바로 미네랄입니다.

이 책은 미량의 신비로운 영양소로 알려져 온 미네랄에 대한 객관적인 지식을 알아보고 이를 생활 속에서 응용할 수 있도록 작은 가이드를 제공하기 위한 목적으로 쓰여졌습니다. 또한 당장 달콤한 것보다 근원적으로 건강을 증진시킬 수 있는 식탁에 주력한다면 생활습관병도 불치병이 아님을 역설하고자 하였습니다.

우리 몸을 이루는 세포는 신체 온도, 습도, PH(체액과 혈액) 등의 차이로 교체 주기가 다르긴 하나 약 120일 정도가 지나면 생체 교체가 이루어집니다.

따라서 몸의 세포를 새롭게 하려면 최소한 4개월 이상의 시간이 걸립니다. 이는 스스로 세포를 바꾸고 스스로 건강한 상태로 돌아가려는 우리 몸의 치유 능력을 믿고 생명의 엔진 미네랄을 충분히 섭취하면 4개월 뒤면 우리 몸이 바뀔 수 있음을 의미합니다.

그 새로운 첫 걸음에 이 책이 건강한 삶, 건강한 미래를 향한 작은 지도가 되었으면 하는 바람입니다.

참고 문헌

미네랄 영양학 | 와타나베마사오

생명의 사슬 | 마루모토요시오

메가 뉴트리션 | 리처드 쿠닌

생명의 균형 미네랄 | 야마다 도요후미 | 북폴리오

미네랄 대학 | 송종섭 | 두루원

미네랄 백과서전 | 노구치데쓰노리 | 아르고나인

자가치유력을 높이는 열쇠 | 가와무라노리유끼 | 아카데미서적

건강이 보이는 건강 지혜를 한권의 책 속에서 찾아보자!

도서구입 및 문의 : 대표전화 0505-627-9784

⇨ 내 몸을 살리는 시리즈는 계속 출간 됩니다.